浙江省儿童青少年近视防控工作指导中心推荐用书

儿童青少年近视防控读本

我不想戴眼镜

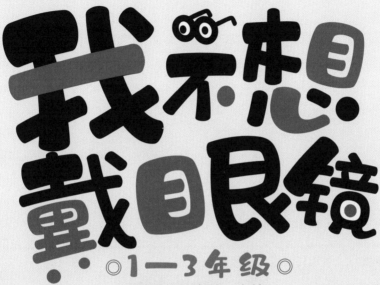

◎ 1—3年级 ◎

王勤美　徐晓莉　主编

U0215198

浙江科学技术出版社

图书在版编目（CIP）数据

我不想戴眼镜. 1—3年级 / 王勤美，徐晓莉主编. — 杭州：浙江科学技术出版社，2021.2
（儿童青少年近视防控读本）
ISBN 978-7-5341-9215-9

Ⅰ. ①我… Ⅱ. ①王… ②徐… Ⅲ. ①近视-防治-儿童读物 Ⅳ. ①R778.1-49

中国版本图书馆CIP数据核字（2020）第172041号

丛 书 名	儿童青少年近视防控读本
书　　名	我不想戴眼镜　1—3年级
主　　编	王勤美　徐晓莉

出版发行 浙江科学技术出版社
　　　　　　地址：杭州市体育场路347号　　邮政编码：310006
　　　　　　办公室电话：0571-85176593
　　　　　　销售部电话：0571-85176040
　　　　　　网址：www.zkpress.com
　　　　　　E-mail：zkpress@zkpress.com

排　　版 杭州兴邦电子印务有限公司
印　　刷 浙江新华数码印务有限公司

开　　本	710×1000　1/16	印　张	3
字　　数	40 000		
版　　次	2021年2月第1版	印　次	2021年2月第1次印刷
书　　号	ISBN 978-7-5341-9215-9	定　价	15.00元

责任编辑 王巧玲　陈淑阳　　　**责任校对** 赵　艳
责任美编 金　晖　　　　　　　**责任印务** 田　文

编委会

主　　编　王勤美　徐晓莉

编　　委　（按姓氏笔画排序）

马　轶　王　犁　王晨晓　邓　军　吴燕平

汪育文　张　全（插画）陈　洁　陈云云

林丹玲　金婉卿　胡　亮　保金华　侯立杰

姜　俭　姜　珺　徐菁菁　涂瑞雪　黄小明

黄锦海　崔乐乐

主编寄语：

人人都应该有一双明亮的眼睛。如果不知道如何保护眼睛、合理用眼，慢慢地，你就会看不见远处的东西。

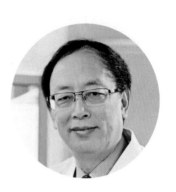

"儿童青少年近视防控读本"丛书会让你知道怎么保护眼睛、合理用眼。希望从上学第一天起，直到高中毕业时，你都能拥有一双明亮的眼睛。即使近视了，也希望你只需戴一副度数很低的眼镜，而不会发展成高度近视。

同学们，我们一起努力吧！

——**王勤美**　主任医师，教授、博士生导师，中华医学会眼科学分会专家会员，国家强制性标准《标准对数视力表》（GB 11533—2011）主要起草人和修订者

作为一名资深班主任，看到同学们戴着镜片越来越厚的眼镜学习和生活，我备感不忍。

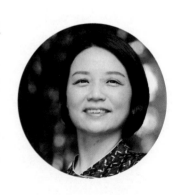

学业压力固然存在，但并不是每一个"学霸"都要靠牺牲视力来换取学业的进步。

放下手机、离开电脑、关闭电视，多去户外晒晒太阳，多去操场跑跑步，少吃甜食，认真做好眼保健操，努力让自己拥有明亮的双眼吧！

坚持久一点，改变多一点，你的视力也一定会更好一点。

——**徐晓莉**　杭州江南实验学校科学教师，杭州市首届"最令人爱戴的班主任"金奖获得者

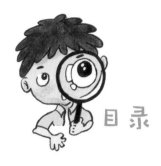

目录

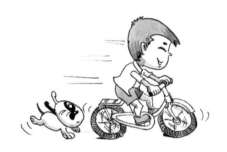

好棒啊，眼睛

我们该如何保护眼睛

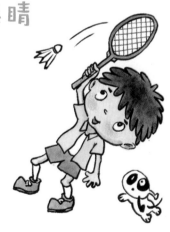

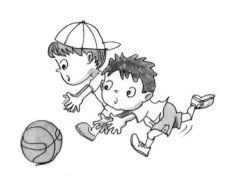

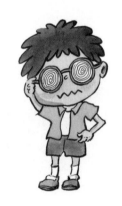

哎呀，近视了

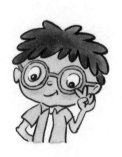

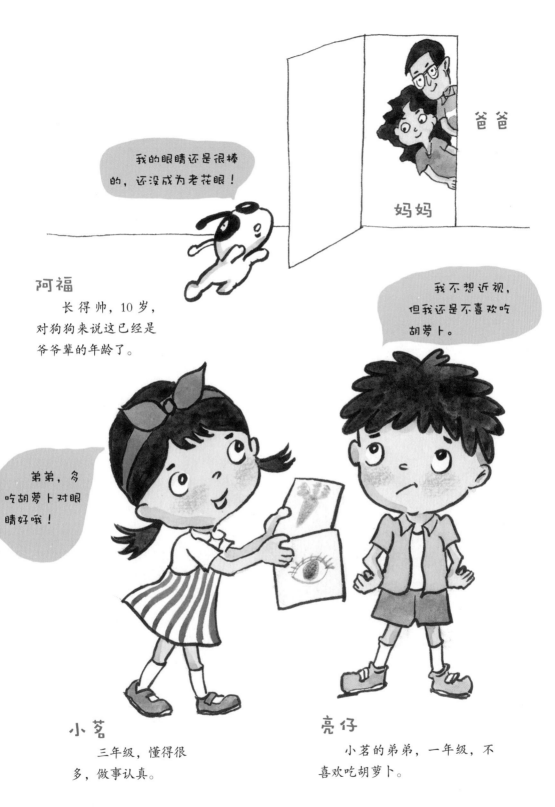

我的眼睛还是很棒的，还没成为老花眼！

爸爸

妈妈

阿福
长得帅，10 岁，对狗狗来说这已经是爷爷辈的年龄了。

我不想近视，但我还是不喜欢吃胡萝卜。

弟弟，多吃胡萝卜对眼睛好哦！

小茗
三年级，懂得很多，做事认真。

亮仔
小茗的弟弟，一年级，不喜欢吃胡萝卜。

每个人都有一双眼睛，
虽然大家都知道眼睛非常重要，
但是有的时候因为眼睛实在太常用，
我们反而会忽视它。

我们的眼睛有哪些神奇的功能？
为什么看书久了，眼睛就会疲劳？
近视到底是怎么回事？
接下来，我们一起来搞懂这些问题吧！

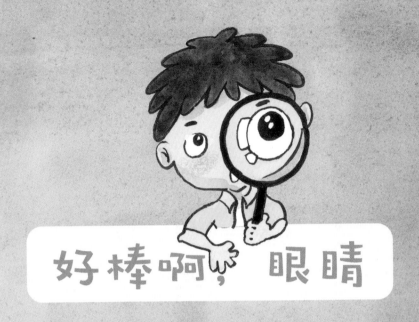

好棒啊，眼睛

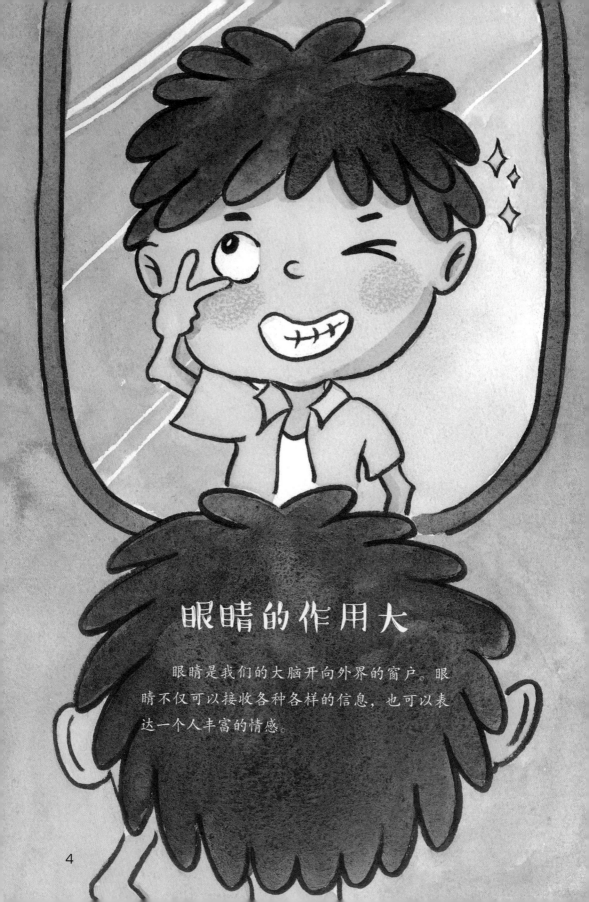

眼睛的作用大

眼睛是我们的大脑开向外界的窗户。眼睛不仅可以接收各种各样的信息，也可以表达一个人丰富的情感。

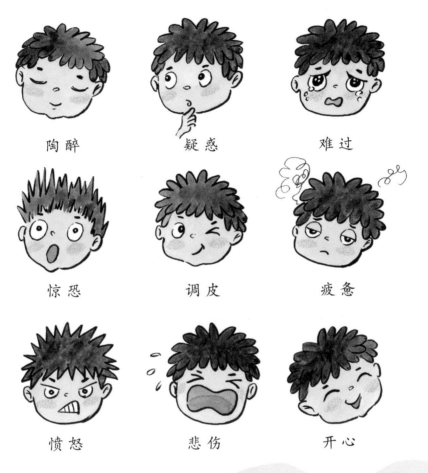

陶醉　　　　　疑惑　　　　　难过

惊恐　　　　　调皮　　　　　疲惫

愤怒　　　　　悲伤　　　　　开心

电影里的功夫高手都喜欢戴墨镜，这样不仅可以防止被轻易认出来，而且可以显得深不可测，因为别人看不到他的眼神。

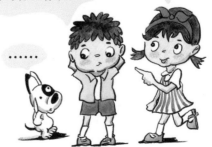

阿福，为什么你的眼神这么慌张，是不是偷吃了妈妈买的骨头？

看你那幸灾乐祸的眼神！

......

5

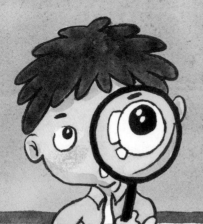

从外面看眼睛

眼睛是最神奇的器官，当我们在妈妈肚子里一个多月的时候，眼睛就开始发育了。

黑眼珠 { 瞳孔 —— 虹膜 —— }

巩膜

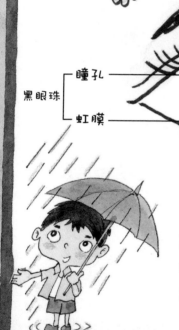

从外面看，眼睛可以分为巩膜、虹膜和瞳孔等结构。眼睛上面还有眉毛和睫毛，它们就像为眼睛撑起的小雨伞，不让雨水、汗水、灰尘掉到眼睛里。

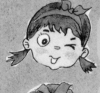

眨一下眼，眼皮把眼泪刷到眼球表面。眼球湿湿的，舒服极了。

我困了，眼皮合上了，光线被挡住了，我就可以休息了！

❗ 所以，长期盯着电子屏幕，眨眼的次数就会大大减少，时间久了，眼睛就会干涩、疲劳。

瞳孔忽大忽小，调节进入眼睛的光线

从亮处突然走到暗处，我们会一时看不清东西。这是因为人在亮处的时候，为了不让过多的光线进入眼睛，瞳孔会缩小。到了暗处，瞳孔就会放大，让更多的光线进入眼睛。这时候停下来，眨眨眼睛，随着足够的光线进入眼睛，我们就又可以看清东西了。

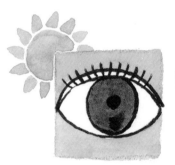 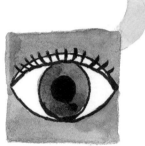

在亮处，瞳孔缩小了　　在暗处，瞳孔放大了

> **！** 所以，千万不要在光线忽明忽暗的地方看书，否则会让眼睛很辛苦。

不要让强光直射眼睛

突然用强光照射眼睛时，瞳孔会自动缩小，以减少进入眼睛的光线，但是完成这个反应需要一定的时间。因此，不能用手电筒、激光灯等照射眼睛，这种行为不仅会损伤眼睛，严重时还会让人失明。

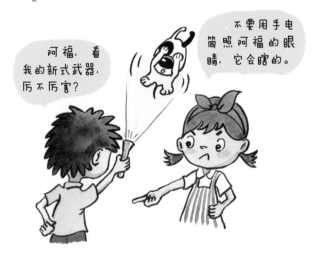

阿福，看我的新式武器，厉不厉害？

不要用手电筒照阿福的眼睛，它会瞎的。

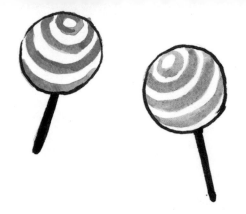

眼睛内部长什么样

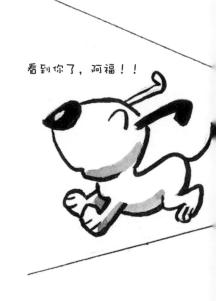

看到你了，阿福！！

从内部看，眼睛就像一颗软软的棒棒糖。把手放在眼皮上轻轻触摸，你就会发现眼睛是球状的，所以眼睛的里面部分又叫眼球。眼球像布丁或果冻一样软软的，很有弹性。

眼球能够自由转动，是因为它的四周有肌肉在牵动着。我们能看清楚远处和近处的物体，也离不开肌肉的调节。

! 所以，长时间用眼的话，控制眼球的肌肉就会感到疲劳。长期疲劳的话，肌肉就会无法正常调节，从而引发近视。适当远眺、转动眼球，都可以放松眼部的肌肉。

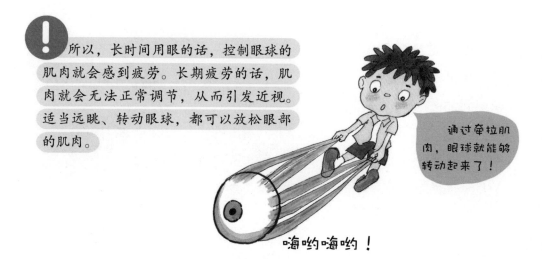

通过牵拉肌肉，眼球就能够转动起来了！

嗨哟嗨哟！

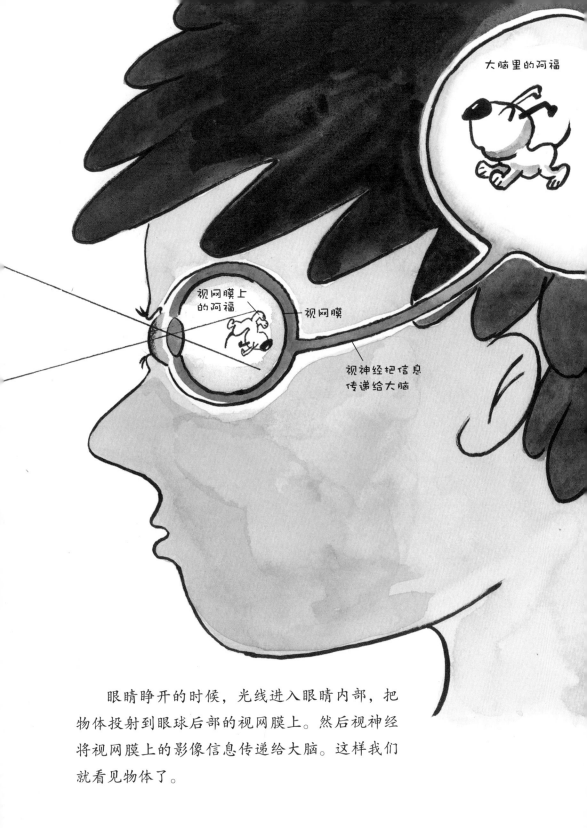

眼睛睁开的时候，光线进入眼睛内部，把物体投射到眼球后部的视网膜上。然后视神经将视网膜上的影像信息传递给大脑。这样我们就看见物体了。

眼睛这么重要，
那我们平常应该怎么做，
才能让眼睛不受伤害呢?

接下来，跟着亮仔来总结一下，
在日常生活中，我们需要注意的问题吧。

我们该如何
保护眼睛

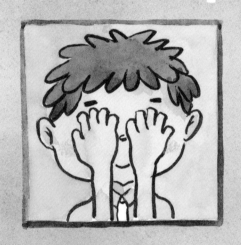

不能让眼睛太累

长时间看书、看电视或电脑屏幕，会使眼睛疲劳、眼部肌肉长时间过度收缩，导致眼部肌肉发出抗议，不好好调节，失去弹性。一般看书超过40分钟，眼睛就会疲劳，这时我们就该停下来，让眼睛休息一下。那我们该如何让眼睛休息呢？

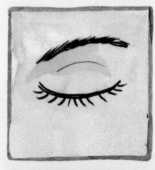

1 闭目养神。

使用电子产品时，一般建议每隔20分钟，就看至少20英尺（6米）外的物体至少20秒，即遵守"20-20-20"原则。

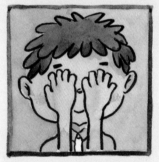

2 将掌心搓热，蒙在眼睛上。注意不要用力过度，以免压迫眼球。

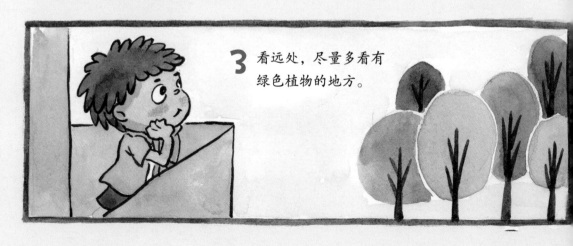

3 看远处，尽量多看有绿色植物的地方。

用这些方法的时候要小心！

有些方法，在没有医务人员指导的情况下，小孩子是不能轻易尝试的。大家一定要小心。

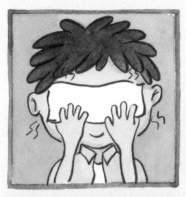

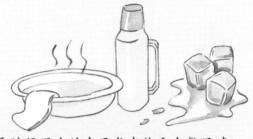

1 不要随便用冰的东西或者热毛巾敷眼睛，更不能用水蒸气熏眼睛。因为低温和高温都容易损伤眼睛。

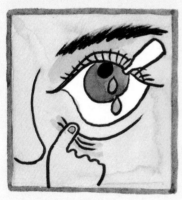

2 不要随便滴眼药水。

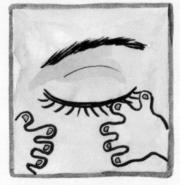

3 不要随便按摩。乱按容易影响眼球曲度，引发散光。

给爸爸妈妈的话：不要随便给孩子滴眼药水

药店里有各种类型的眼药水，但一般不建议孩子使用。因为眼药水会稀释泪液，减弱泪液的功能。如果一定要用，请在医生的指导下使用。

做做眼保健操

　　长时间目不转睛地注视物体或近距离用眼，会使眼睛发胀、眨眼动作减少。眨眼可以使眼球保持湿润，从而起到保护眼睛的作用。

　　说到缓解眼部疲劳的方法，最简单的就是做眼保健操，但我们一定要在老师的指导下以正确的手法，找到相应的穴位来做，不能乱揉一气哦。

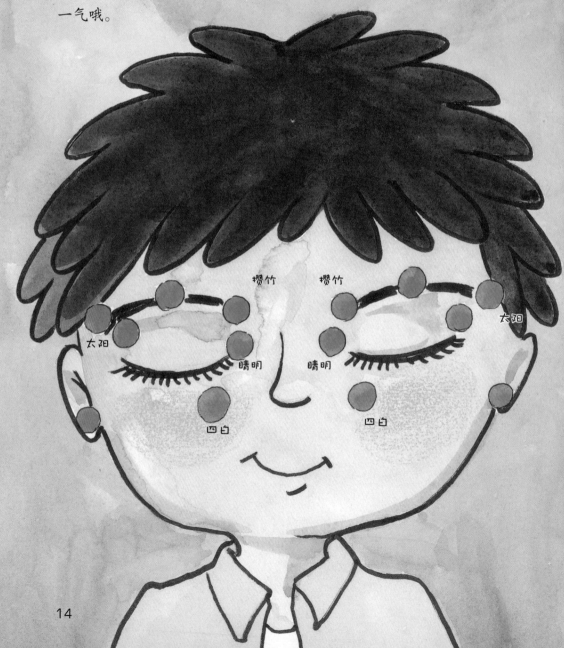

在做眼保健操前，双手一定要洗干净。另外，指甲不宜留太长，按揉力度要适当。结束后可以闭眼休息片刻或向窗外远眺片刻。

眼保健操动作示范

闭上眼睛，一、二、三、四、五、六、七、八，每个动作做四遍。

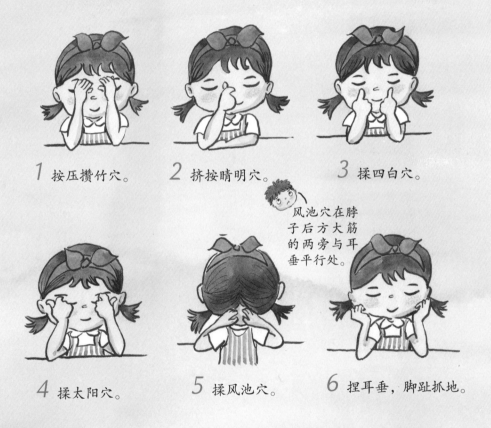

1 按压攒竹穴。

2 挤按睛明穴。

3 揉四白穴。

风池穴在脖子后方大筋的两旁与耳垂平行处。

4 揉太阳穴。

5 揉风池穴。

6 捏耳垂，脚趾抓地。

给爸爸妈妈的话：做好眼保健操非常重要

眼保健操是一种对眼部穴位进行按摩的保健体操，可以缓解眼睛周围肌肉的疲劳，改善眼球发胀、干涩等症状，从而起到保护视力的作用。

养成良好的用眼习惯

我们都要养成良好的用眼习惯，看书、写字时要采用正确的姿势，这样有助于减轻眼睛的负担。如果用眼方法不对，就会导致近视、斜视。

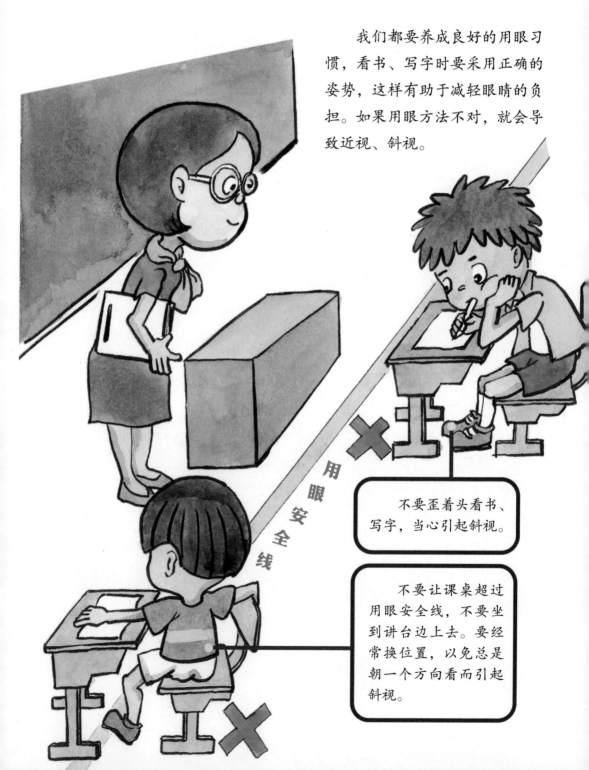

用眼安全线

不要歪着头看书、写字，当心引起斜视。

不要让课桌超过用眼安全线，不要坐到讲台边上去。要经常换位置，以免总是朝一个方向看而引起斜视。

眼睛与书本间保持约 1 尺（30～35 厘米）的距离。

身体与桌子间保持 1 个拳头的距离。

握笔的手指与笔尖间保持约 1 寸（3 厘米）的距离。

头要摆正；肩要放平；身体要坐直，稍微前倾；两腿要放平。

为什么要闭着眼睛？

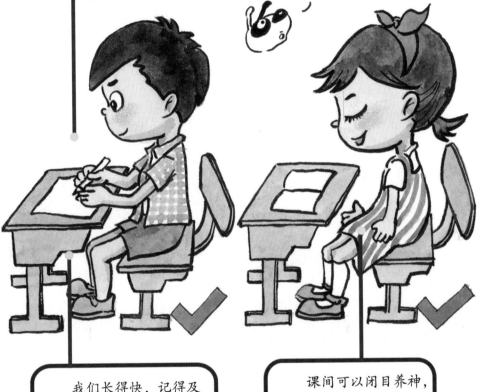

我们长得快，记得及时调整桌椅高度哦。

课间可以闭目养神，让眼睛好好休息一下。

给爸爸妈妈的话：要及时调整家里的桌椅高度

记得提醒孩子，在家里也要坚持使用正确的读写姿势。另外，还要根据孩子的身高及时调整家里的桌椅高度。

不要这样用眼睛

平时除了不要让眼睛太累以及养成正确的读写习惯外，还要避免一些会伤害眼睛的不良习惯。不良的用眼习惯是近视的罪魁祸首。

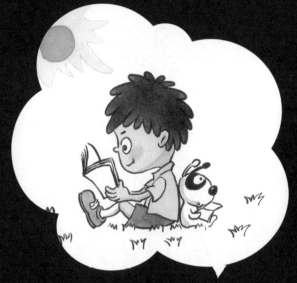

不要躺着看书

躺着看书时，书和眼睛间的距离不固定，眼球要不断地调节，很容易疲劳。而且两只眼球不在同一水平线上，上下或左右偏斜，容易引起近视，甚至斜视。

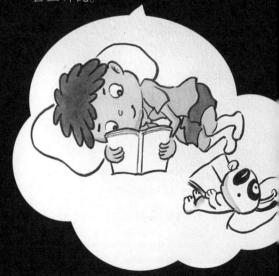

不要在强烈的阳光下看书

在强烈的阳光下看书会损伤眼睛，使眼睛出现刺痛、流泪、怕光、睁眼困难等症状。

给爸爸妈妈的话：光线的亮度很重要

孩子在家里看书、写字时，把光线的亮度调到适宜的程度是很重要的。要让孩子看得清楚、看得舒服，以获得最佳视觉效果，防止视觉疲劳。

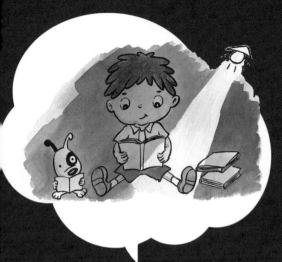

不要在坐车时看书

在晃动的车上看书时，书本与眼睛间的距离在不断改变，眼球要不断调节，这必然会导致眼部肌肉紧张。两眼所看的目标移动太快，导致大脑接收到的是模糊的影像，久而久之就会引发近视。

不要在光线暗的地方看书

在光线暗的地方看书，会使眼睛与书本间的距离越来越近，从而引起视觉疲劳，眼睛酸胀。长此以往，会导致眼球过度调节，形成近视。

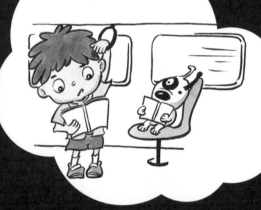

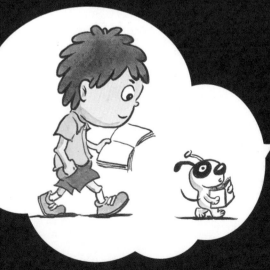

不要边走路边看书

边走路边看书容易引起交通事故。此外，边走路边看书时，光线忽明忽暗，眼睛与书本间的距离不断变化，这会加重眼睛的负担。

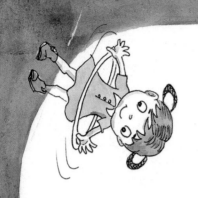
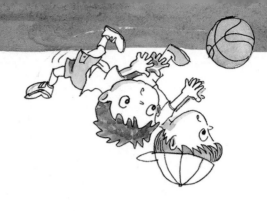

多去户外活动

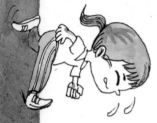

在阳光下适度活动可以让眼睛发育得更好。为什么深海动物大多是"睁眼瞎"？因为它们缺少阳光的照射，眼球发育不好。

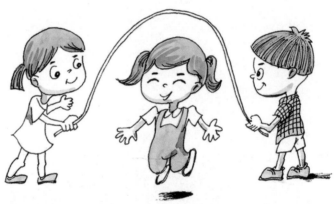

给爸爸妈妈的话：户外活动是预防近视的一大法宝

① 户外有足够的阳光，阳光可以促使人体分泌更多的维生素D，维生素D可以促进钙的吸收。对眼睛而言，缺钙易导致眼球壁的弹性降低和张力减弱，从而引起近视。

② 阳光还可以促使人体分泌更多的多巴胺，多巴胺可以有效抑制眼轴变长，从而抑制近视的发生和发展。户外运动还可以充分锻炼眼部肌肉，提高眼球的灵活性，延缓近视的发展。

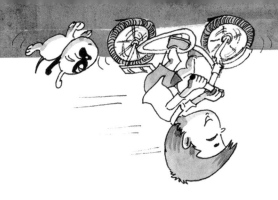

课间、周末要多去户外活动

　　课间休息时，不要留在教室里，去操场上走一走，和同学一起跳绳、跑步、做做操。周末，可以约小伙伴一起去户外玩。在室外活动，不仅能放松眼睛，而且能呼吸到新鲜的空气。活动后再回去上课，精神倍爽，听课更专注了。

球类运动可以锻炼眼部肌肉

　　参加足球、乒乓球、羽毛球等球类运动时，眼球随着球转，眼部肌肉在不断运动，从而得到了充分的锻炼。最好选择在白天、户外进行球类运动。所以，踢足球是非常合适的运动项目。

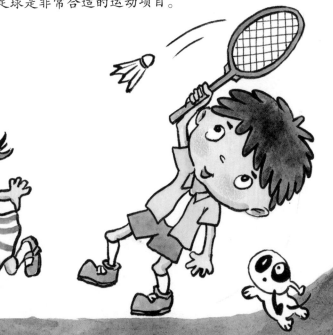

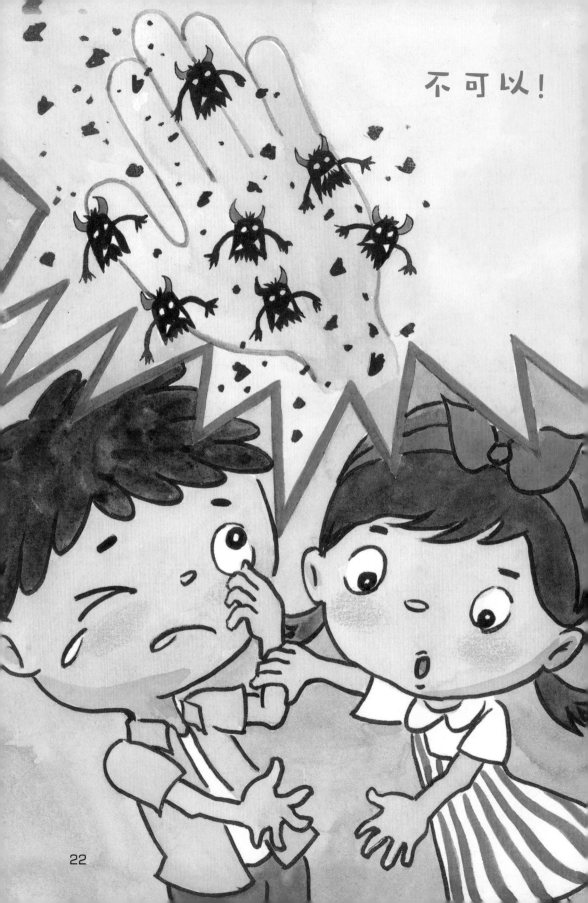

不可以!

不要用手揉眼睛

感觉眼睛不舒服时，我们常常会用手去揉。其实，这样很不卫生。我们的手摸摸这儿，摸摸那儿，上面沾满了细菌，揉眼睛时会把细菌带进眼睛里。如果眼睛里进了脏东西，用手揉眼睛不仅不容易将脏东西弄出来，而且可能伤害眼睛。最重要的是，经常用手揉眼睛会导致眼球曲度不规则，引起散光。

眼睛不舒服时该怎么办

如果眼睛里进了脏东西，可以轻轻地多眨几次眼睛，让眼泪把脏东西冲出来。如果这种方法无效，应该告诉家长，并注意观察，必要时及时去医院。如果患上红眼病，一定要注意隔离，不要与他人混用脸盆、毛巾等个人卫生用品，并及时消毒。

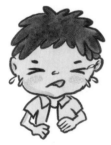

1 轻轻地眨眼睛，让眼泪把脏东西冲出来。

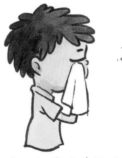

2 千万不要用手揉眼睛，也不要用毛巾、纸巾或者手帕擦拭，这样会擦伤眼球。

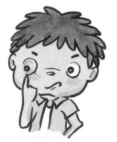

3 看看脏东西有没有出来，检查眼睛有没有红肿。

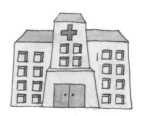

4 如果脏东西一直出不来，或者眼睛红肿了，要及时告诉家长并就医。

营养一定要跟上

每天用眼时间很长，所以眼睛特别容易疲劳。我们需要及时给眼睛补充营养。

蛋白质

像鱼、虾、豆类这些富含蛋白质的食物，不仅能让我们长得快，而且有助于眼睛的发育。

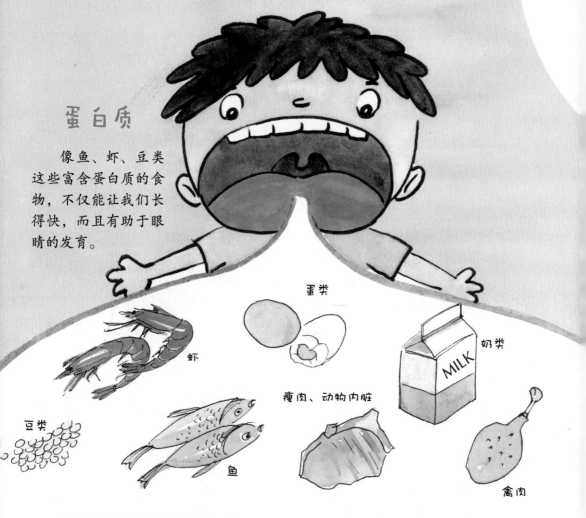

蛋类

虾

奶类

MILK

瘦肉、动物内脏

豆类

鱼

禽肉

给爸爸妈妈的话：不要忽视甜食对视力的影响

研究发现，在不利于眼睛健康的食物中，甜食是杀伤力最强的食物。过量吃甜食会加快近视的发展。因为在甜食的消化、吸收和代谢过程中产生的大量酸性物质会与人体内的钙结合，形成钙盐，使血液中钙的浓度降低，而缺钙则会使眼球壁弹性降低。此外，甜食的代谢过程中还需要大量的维生素 B_1，因此如果过量吃甜食，就会导致维生素 B_1 缺乏，这对眼睛很不利。

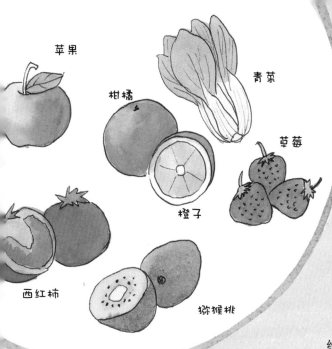

苹果

柑橘

青菜

草莓

橙子

西红柿

猕猴桃

维生素 C

蔬菜、水果富含维生素C，维生素C可以减轻紫外线对眼睛的损害。

维生素 A

像胡萝卜、猪肝等食物富含维生素A。而维生素A能帮助眼睛在白天识别颜色，在晚上看到物体轮廓。

感觉富含维生素A的食物都是黄色或者橙色的。

很多绿色蔬菜也富含维生素A。

哈哈，原来我不是非得吃胡萝卜啊！

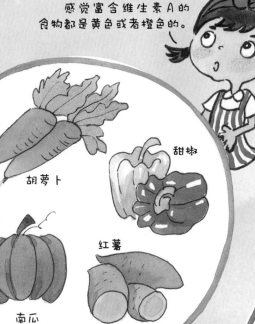

胡萝卜

甜椒

红薯

南瓜

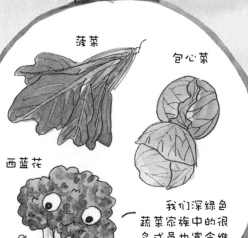

菠菜

包心菜

西蓝花

缺乏维生素A的人，黄昏时就看不清物体的轮廓了，像盲人一样，太可怕了。严重的可能出现夜盲症。

我们深绿色蔬菜家族中的很多成员也富含维生素A哦。

要定期检查视力

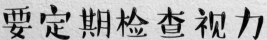

看得清并不代表眼睛没有问题，要听从爸爸妈妈或者老师的安排，定期检查视力。这样就能尽早发现问题，并及时采取措施。

睁开右眼，用遮板将左眼完全遮住。

遮板不要压迫眼球。

用视力表检查视力

视力表是检查视力时最常用的工具。我们在好多地方看到过"E"字表，这个表上有朝各个方向开口的"E"。检查时，你能看清楚的最下面一行所对应的数据就是视力值。

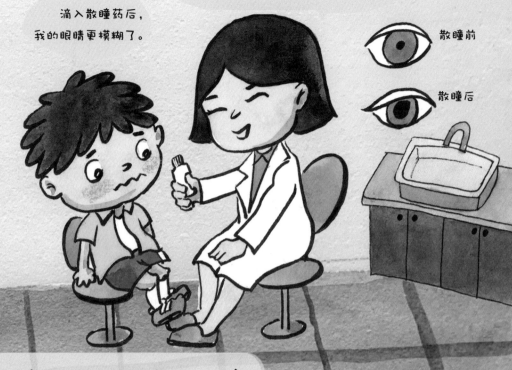

散瞳能使眼内肌肉完全放松并暂时失去调节能力，这样验光准确度会更高。

滴入散瞳药后，我的眼睛更模糊了。

散瞳前

散瞳后

散瞳验光，检查屈光度

散瞳能使眼内肌肉完全放松并暂时失去调节能力，这样验光准确度会更高。散瞳验光不会损害小孩子的眼睛，只会暂时麻痹眼内肌肉，使瞳孔散大，这样才能准确地检查屈光度。等药效过后眼睛即可恢复正常。

给爸爸妈妈的话：
不要等孩子近视了再去查视力

孩子的视力异常可不像牙齿出问题、皮肤出疹子那样容易被爸爸妈妈发现，视力异常通常是"沉默"的。所以，一定要尽早、定期带孩子去检查眼睛。检查眼睛时，不仅要查视力，还要查屈光度，以便及时发现是否有近视、散光、远视、弱视、斜视等问题。

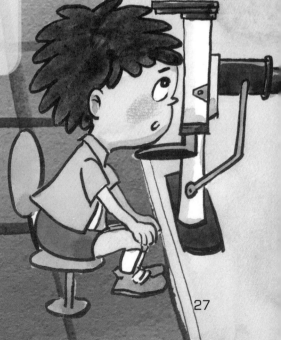

和医生面对面，通过机器验光。

27

我们虽然都知道保护眼睛的重要性，
但是可能还是会因为这样或者那样的问题近视，
有的人是因为平时不注意，让眼睛过度疲劳而近视，
有的人可能天生就容易近视。

那近视到底是怎么回事呢？
出现什么症状才算近视呢？
让我们跟着已经出现近视症状的亮仔，
一起来研究这些问题吧！

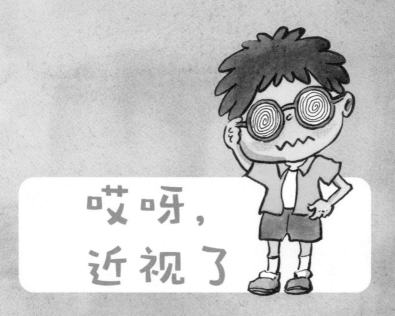

看不清了不要慌

不管东西是远处的，还是近处的，只要它在一定范围内，正常的眼睛都能看得清楚。当你的眼睛看东西模糊或把一个东西看成两个的时候，就要及时告诉爸爸妈妈，让他们带你去眼科医院检查眼睛。

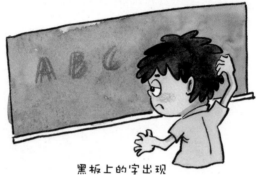

黑板上的字出现毛边和重影，要眯着眼睛才能看清。

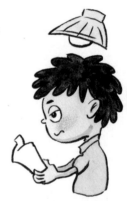

晚上或者天气不好的时候，总觉得光线不够亮，看不清。

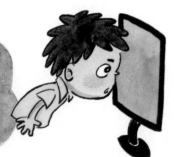

喜欢凑近看东西。

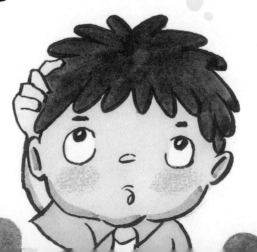

我怎么啦

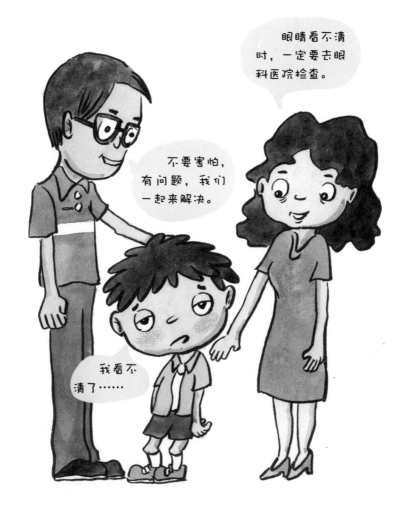

给爸爸妈妈的话：及时发现孩子近视并做好疏导工作

　　当孩子出现经常揉眼睛，眯着眼睛看远处，打球时接球的反应比往常慢或看不清远处的人和事物等情况时，先注意观察孩子的用眼情况，及时纠正其不良用眼习惯。一段时间后如果孩子的这些情况没有得到改善，就要带孩子上正规眼科医院，通过散瞳验光和屈光度检查等确定原因。

近视了就一定要戴眼镜吗

散瞳验光后，如果专业眼科医生说你近视了，而且度数在100度以上时，你就一定要戴眼镜，不然眼睛的负担会越来越重。如果近视度数在100度以下，那就让专业眼科医生来告诉你是否需要戴眼镜，千万不要自作主张哦！

一定要戴眼镜了，不然眼睛的负担会越来越重。还要定期检查视力哦。

大于100度的近视

一定要戴眼镜，还要定期检查视力。

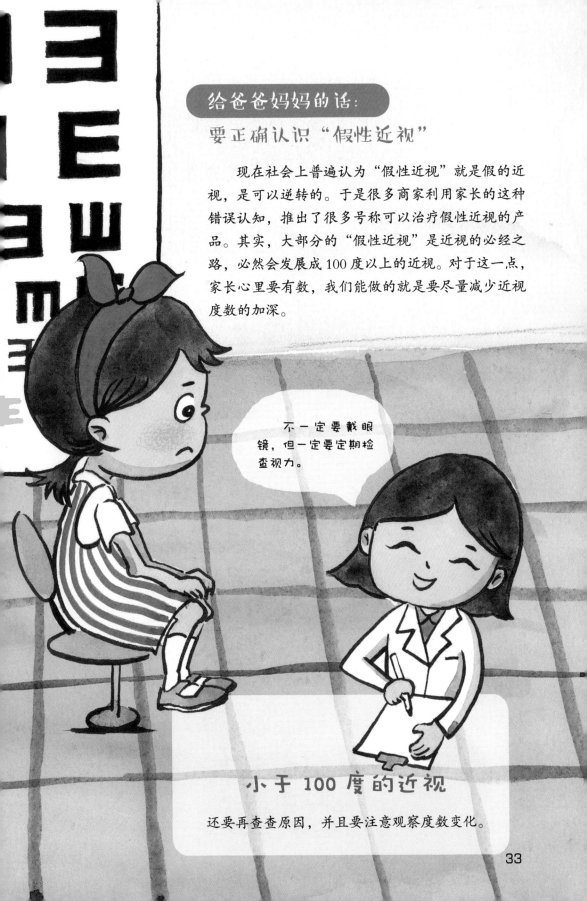

要正确认识"假性近视"

现在社会上普遍认为"假性近视"就是假的近视，是可以逆转的。于是很多商家利用家长的这种错误认知，推出了很多号称可以治疗假性近视的产品。其实，大部分的"假性近视"是近视的必经之路，必然会发展成100度以上的近视。对于这一点，家长心里要有数，我们能做的就是要尽量减少近视度数的加深。

不一定要戴眼镜，但一定要定期检查视力。

小于100度的近视

还要再查查原因，并且要注意观察度数变化。

眼镜需要一直戴吗

哎，戴眼镜还真是一件麻烦的事情。听说戴上眼镜后近视度数会越来越深，眼睛还会变形，真是太可怕了。这些说法都是真的吗？那我们能不能只在看书、写字的时候戴眼镜，平时不戴呢？

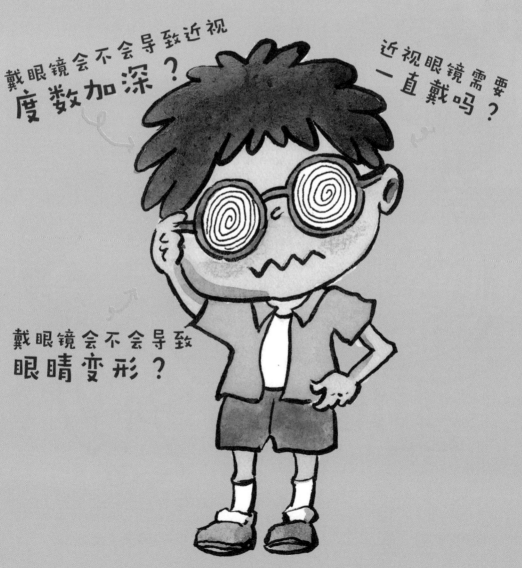

戴眼镜会不会导致近视**度数加深？**

近视眼镜需要**一直戴吗？**

戴眼镜会不会导致**眼睛变形？**

戴眼镜不会导致近视度数加深

如果不及时戴眼镜，近视度数反而会越来越深，严重时会诱发弱视、斜视等。当然，戴眼镜后，如果依然没有良好的用眼习惯，那么近视度数还是会越来越高的。

眼镜需要一直戴

近视的孩子，不戴眼镜会加重视疲劳，反而容易加深近视度数。

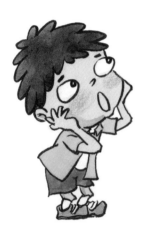

戴眼镜不会导致眼睛变形

这本来是近视的错，却让眼镜背了"黑锅"。

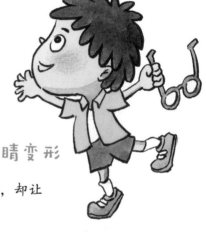

让我试试爸爸的眼镜！

别人的眼镜不能乱戴！

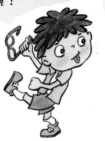

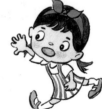

给爸爸妈妈的话：

配了眼镜并不代表万事大吉

配了眼镜并不代表万事大吉，爸爸妈妈仍要关注孩子的用眼习惯，防止其近视度数越来越高。最重要的是要避免孩子的近视发展成高度近视。

定期检查视力也很有必要。在近视发展阶段，应该每半年（甚至更短的时间）检查一次，以便及时掌握近视度数的变化，并在医生的指导下，及时准确地调整眼镜度数，这样有助于延缓近视的发展。

意外伤害

一不小心镜片碎了，
扎到人可不是闹着玩的！

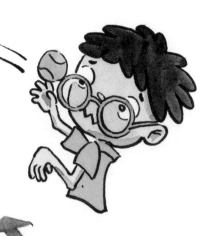

体育课上的烦恼

运动时，感觉架在鼻梁上的眼
镜变重了。一次次向上推，可眼镜
一次又一次滑下来，真不方便。

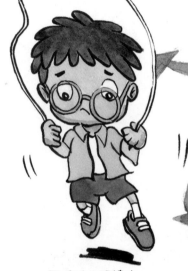

不听话的眼镜！

戴眼镜的小麻烦

之前我一直认为戴眼镜的人很斯
文，很有学问。现在我也成了"眼镜
家族"中的一员，这才发现原来戴眼
镜有这么多烦恼。唉，保护眼睛真的
很重要！我不喜欢戴眼镜。

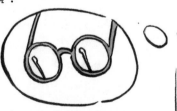

下雨天的烦恼

小雨点好像特别钟情于我的眼
镜，很快镜片上就全是水。又一个
模糊的世界出现在我的眼前。

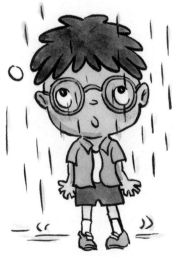

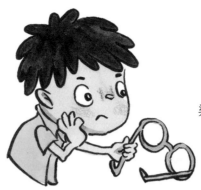

外貌的烦恼

戴眼镜久了，鼻梁两侧会留下印记。

出行的烦恼

冬天，从室外走到室内时，眼镜片会起雾，瞬间看什么都是白茫茫的。

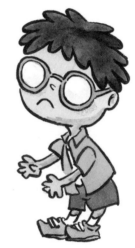

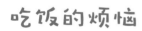

吃饭的烦恼

吃热气腾腾的面条时，眼镜片也会起雾。

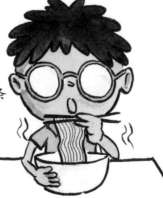

记得带上眼镜布，随时擦拭！

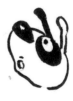

选最适合自己的眼镜

选择一副合适的近视眼镜是为了更好地帮助我们的眼睛，所以我们要认真挑选眼镜并好好爱护它。它就像我们的另一双眼睛，可以帮助我们看得更清楚。

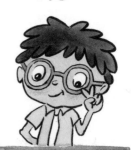

怎样选择眼镜

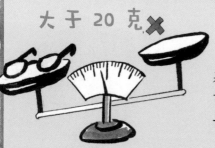

大于 20 克✗　重量要轻

眼镜是直接架在鼻梁上的，如果过重容易造成鼻骨酸痛，严重的可能导致鼻骨变形，所以眼镜重量一般在 20 克以下。

镜架要不易变形

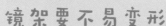

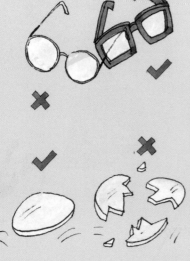

金属镜架容易变形、损坏，还可能引起皮肤过敏。而塑料镜架不仅不易变形、很难损坏，还非常轻便。它是用软硬适当的塑料制作而成的，可以根据我们的脸形调整，不会磨损我们幼嫩的皮肤。因此，我们应尽可能挑选塑料镜架。

镜片要不易碎

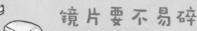

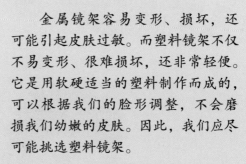

要选择安全、不易碎的树脂镜片，绝对不能用玻璃镜片，以免玻璃镜片破碎时对眼睛造成伤害。

眼镜要正确摆放

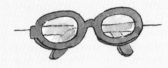

　　暂时取下眼镜时，不要让镜片直接接触桌面，而应该将镜架两臂收回，镜片向上放置。

不要胡乱擦拭

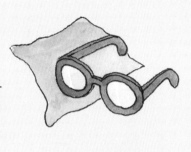

　　镜片上有灰尘或油污时，先用清洁液和水冲洗，再用绒布或绸布轻轻擦拭，不要随便用衣服、手指擦拭。因为胡乱擦拭会磨损镜片，降低镜片的透明度。

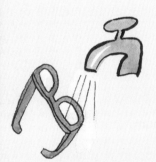

用正确的方式清洗

　　要定期用水和温和的清洁液清洗。

不可以用衣服擦眼镜！

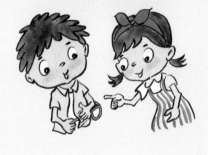

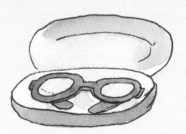

不用时记得存放好

　　晚上睡觉时，要将眼镜放入眼镜盒内，这样可以保护镜片，防止眼镜变形。眼镜盒不可过软，否则眼镜会因眼镜盒不抗压而变形。

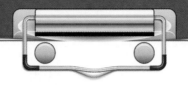

我的视力检查记录表

检查日期	我的视力		医生的建议
	左眼	右眼	

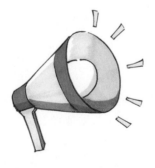

除了定期去正规医疗机构检查视力，还可以用本书后面的"便携自测视力表"随时自测视力哦！

好好用眼，好好学习。

让我们拥有明亮的眼睛和光明的未来！

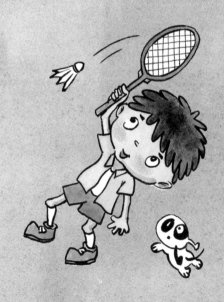

便携自测视力表

小数记录

5分记录

0.3	E M Ш	4.5
0.4	Ш E Э M	4.6
0.5	Ш Э Ш E M	4.7
0.6	Ш E M Ш Э	4.8
0.8	E Ш E Э M Ш	4.9
1.0	Э Ш E M Э E	5.0
1.2	M Ш Э E M Э E Ш	5.1
1.5	E M Ш E Э M Э	5.2

标准检测距离：2.5 米
设计者：王勤美　虞冠舜

【便携自测视力表使用说明】

1. 本视力表的检测距离是 2.5 米。

2. 检测时，本视力表的视力值 5.0（1.0）行视标应与被检者的双眼等高。

3. 检测时，先遮盖左眼，测右眼的视力，再遮盖右眼，测左眼的视力。

4. 被检眼所能辨认的最小视标行的视标个数超过该行总视标个数的一半时，该行视标旁的视力值即为被检眼的视力。